BEI GRIN MACHT SICH IHR WISSEN BEZAHLT

- Wir veröffentlichen Ihre Hausarbeit,
  Bachelor- und Masterarbeit

- Ihr eigenes eBook und Buch -
  weltweit in allen wichtigen Shops

- Verdienen Sie an jedem Verkauf

Jetzt bei www.GRIN.com hochladen und kostenlos publizieren

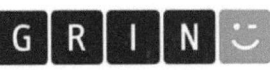

Eibe Hinrichs

Beschwerdemanagement in einer Rehabilitationsklinik

GRIN Verlag

Bibliografische Information der Deutschen Nationalbibliothek:

Die Deutsche Bibliothek verzeichnet diese Publikation in der Deutschen National-bibliografie; detaillierte bibliografische Daten sind im Internet über http://dnb.d-nb.de/ abrufbar.

Impressum:

Copyright © 2002 GRIN Verlag GmbH
Druck und Bindung: Books on Demand GmbH, Norderstedt Germany
ISBN: 978-3-656-64452-1

Dieses Buch bei GRIN:

http://www.grin.com/de/e-book/272809/beschwerdemanagement-in-einer-rehabi-litationsklinik

GRIN - Your knowledge has value

Der GRIN Verlag publiziert seit 1998 wissenschaftliche Arbeiten von Studenten, Hochschullehrern und anderen Akademikern als eBook und gedrucktes Buch. Die Verlagswebsite www.grin.com ist die ideale Plattform zur Veröffentlichung von Hausarbeiten, Abschlussarbeiten, wissenschaftlichen Aufsätzen, Dissertationen und Fachbüchern.

Besuchen Sie uns im Internet:

http://www.grin.com/

http://www.facebook.com/grincom

http://www.twitter.com/grin_com

Eibe Hinrichs

Beschwerdemanagement in einer Rehabilitationsklinik

Vorwort

„Beschwerden" sind so alt wie das menschliche Umgehen und Miteinander. Besonders in sozialen Einrichtungen, wie Krankenhäusern und Rehabilitationskliniken, hat das Miteinander eine besondere Qualität. Die Patientinnen und Patienten in diesen Einrichtungen haben eine der höchst möglichen Erwartungshaltungen, die Menschen haben können: sie möchten wieder gesund werden; oder anders: Die Patientinnen und Patienten möchten nach dem Aufenthalt zur Gesundung einen Zustand erhalten haben, der „wie vorher" ist.

Damit wird in den Kliniken eine spezielle Kundenorientierung notwendig, die neben der Behandlung und Betreuung, das Wohlbefinden und die Zufriedenheit des Patienten zum Ziel haben. Diese Aufgabe umfasst augenscheinlich alle Mitarbeiterinnen und Mitarbeiter einer Klinik, wird aber durch die Administration formal bestimmt. Die Verwaltung ist als Steuerungseinheit des Unternehmens zu betrachten, um Beschwerden zügig und für den Kunden zufriedenstellend zu bearbeiten. Als Koordinierungs- und Steuerungsstelle ist die Verwaltungseinheit daher prädestiniert, auch für die Zukunft Verbesserungen zu erreichen.

Statistische Auswertungen von Beschwerden, die Umsetzung von Verbesserungen und die Einhaltung von Formalien, ohne die beispielsweise eine Schadensbearbeitung ineffizient wäre, sind wesentliche Aspekte dieses Bereiches.

Das Management von Beschwerden hat die Kundenorientierung zum Ziel, durch die es gelingen muß, die Dienstleistungsqualität zu verbessern.

Die vorliegende Arbeit soll einen Einblick in die Etablierung eines Beschwerdemanagement-Systems einer Rehabilitationsklinik geben. Die Beschwerden betreffen in diesem Hause zunächst das Verhalten von Mitarbeiterinnen und Mitarbeiter und weniger die Behandlung und Betreuung durch Ärzte und den Pflegedienst. Die Beschwerden konzentrieren sich neben der Verhaltensweise von Mitarbeiterinnen und Mitarbeiter auch auf die Zügigkeit der Bearbeitung einer Beschwerde. Die Wichtigkeit und Bearbeitungszeit, die man einer Beschwerde beimisst, wird dem Patienten als Kunden positiv – oder bei Vernachlässigung: negativ – erscheinen. Die Erreichung positiver und effizienter Beschwerde-arbeit bedarf daher einer formalen Umsetzung, die eine zeitsparende Bearbeitung ermöglicht.

Es soll hier beispielhaft aufgezeigt werden, welche Voraussetzungen und Bedingungen zum Erhalt eines Beschwerdemanagement-Systems notwendig sind. Aufgrund des

Umfangs der Thematik wird sich ausschließlich auf die Vorgänge in einer Rehabilitationsklinik beschränkt.

Osnabrück/ Plauen,
im Oktober 2002   E.H.

Inhaltsverzeichnis

Abkürzungsverzeichnis

AHB	Anschlußheilbehandlungen
BfA	Bundesanstalt für Angestellte
ca.	circa, in etwa
f.	folgende (Seite)
ff.	fortfolgende ((mehr als eine) Seiten)
GKV	Gesetzliche Krankenkassen (-versicherungen)
HV	Heilverfahren(s-Anträge)
KonTraG	Gesetz zur Kontrolle und Transparenz in Unternehmen
LVA	Landesversicherungsanstalten
MDK	Medizinischer Dienst der Krankenkassen
sog.	sogenannte(r)
usw.	und so weiter
vgl.	vergleiche
z.B.	zum Beispiel
zit.	zitiert nach/ in

1. Einleitung

Vielfach spielt sich die Szene im Alltag ab: als Kunde, Patient, Käufer, kurz: als Beteiligter am Wirtschafts- und Dienstleistungsgeschehen besteht die Bereitschaft, ein Gut (z.b. Geld) gegen ein anderes (z.b. die Dienstleistung) zu tauschen. Doch das „Tauschgeschäft" geht nicht reibungslos von statten. Es gelingt nicht, die Erwartungen des „Einkäufers" zu befriedigen, so daß er oder sie sich beschwert fühlt. So wird der „nette Kunde" zum „Kunden, der nie wiederkommt". Es ist seine kleine Rache dafür, daß man ihn „rumschubst". Ein paar nette Worte und ein freundliches Lächeln hätten dabei ausgereicht, die Ausgabe von viel Geld für Werbung zu vermeiden, um ihn zurückzuholen.[1]

Die beschriebene Situation kann in der „Dienstleistungswüste Deutschland" als „alltäglich" bezeichnet werden und umschreibt den Prozeß der Loslösung des Kunden vom anbietenden Unternehmen. Der unzufriedene Kunde beschwert sich nicht in jedem Fall, sondern zieht sich – ohne Äußerung – zurück. Damit hat das Unternehmen zusätzlich die Bürde, nicht reagieren zu können, um das Fehlverhalten zu erklären oder zu korrigieren. Nicht nur die Bindung, sondern auch der Kontakt zum Kunden ist weg.

---

[1] vgl. Stauss, W./ Seidel, B.: (Beschwerdemanagement), S. 8

In jeder Branche ist daher der Prozeß der Bindung des Kunden an das Produkt ähnlich. Auch in den Gesundheitseinrichtungen des Landes sind diese Kontakte und Bindungen von Patienten essentiell und existenziell. Obwohl die Inanspruchnahme einer Dienstleistung im Krankenhaus durchaus nicht freiwillig sein muß, da in Notfällen dem Patienten keine andere Wahl bleibt, so muß doch für die elektiven Fälle festgestellt werden, daß hier eine freie Auswahl zugrundeliegt. Gewiß wird diese Auswahl des Krankenhauses oder der Rehabilitationsklinik von dem Fachwissen der Ärzte und damit von der Heilungschance bestimmt, doch darf das „Ambiente" – d.h. die Betreuung und der Umgang mit den Patienten – nicht in der Beurteilung einer Einrichtung vernachlässigt werden. So wird von Leistungsträgern - Krankenhäusern und Rehabilitationskliniken - oft vergessen, daß die Patienten hauptsächlich mit dem Pflegedienst Kontakt haben. Die Ärzteschaft sieht die Patienten demnach in kürzen Zeiten und hat andere Aufgabenstellungen. Der Pflegedienst, die Therapieabteilungen, das Küchenpersonal und die Hauswirtschaft sind demnach auch für das „Wohlbefinden" der Patienten maßgeblich. Hier können die Patientinnen und Patienten aus ihrer häuslichen Situation auch Mitreden und die Leistungen beurteilen. Ein geputztes Zimmer, ein gutes Essen, eine freundliche Krankenschwester usw. sind demnach in der Gesamtbeurteilung der Patienten und in der Nachfolgewirkung in der Beurteilung des gesamten Hauses von immanenter Bedeutung.[2]

---

[2] Ein Umstand, der bei fremdvergebenen Teilbereichen oft vernachlässigt wird und

Im Nachfolgenden sollen nunmehr die Möglichkeiten in einer Rehabilitationsklinik näher beleuchtet werden. Die Patienten haben hier ein höheres Anspruchsdenken entwickelt, das nicht allein den Gesundungsprozeß umfaßt, sondern das „Ambiente" zunehmend in die Beurteilung einbezieht. Hintergrund für diese Haltung ist zum Teil der „Kurcharakter" der Heilverfahrens-maßnahmen, die durch die Bundesanstalt für Angestellte (BfA) und die Landesversicherungsanstalten (LVA) begünstigt werden, zu sehen. Diese Maßnahmen sind aber - insbesondere seit 1996/ 97 (Zeitraum der Rehabilitationskliniken-Krise) – schwerlich zu erhalten und machen eine „gewisse Ausdauer" der beantragenden Patientinnen und Patienten notwendig. Folge der restriktiven Bearbeitung der Heilverfahrens-Anträge (HV) war seit 1996 ein großer Rückgang der Patientenzahlen, der manche Rehabili-tationsklinik in wirtschaftliche Not brachte. Aus diesem Grunde haben sich viele Einrichtungen auf die „Anschlußheilbehandlungen (AHB)" konzentriert und kompensieren damit die Ausfälle aus dem Heilverfahrens-Bereich. Dies ist mancher Klinik gut gelungen. Damit wurden die Rentenversicherungsträger zunehmend zurückgedrängt, obwohl deren Bedeutung als Kostenträger für die Rehabilitationskliniken nach wie vor von großer Wichtigkeit ist. Im Gegensatz zu den gesetzlichen Krankenkassen (GKV) sind die Rentenversicherungsträger bereit, die Pflegesätze alljährlich – wenn auch in geringem Umfang – anzuheben. Zusätzlich werden

---

zur Folge hat, daß der Einfluß durch die Klinikleitung auf diese Teilbereiche nicht mehr im ausreichenden Umfang besteht.

die Fahrtkosten (An- und Abreise des Patienten zur Klinik) übernommen.

Dies gilt seitens der GKV nicht: Verhandlungen sind als „Preisdiktat" zu verstehen. Abschläge von mehreren hundert Euro pro Pflegefall sind in einem „Verhandlungs"-Jahr üblich, Reduzierungsvereinbarungen der Verweildauer (durch Fallpauschalen) werden hingenommen, An- und Abreisen der Patienten und der sie begleitenden Angehörigen sind kostenlos durch die Klinik vorzuhalten. Die Kliniken müssen diese Vorgehensweise akzeptieren, da die Patientenzuweisungen ansonsten nicht mehr im bisherigen Maße geschehen würden. Damit beginnt eine Dumping-Preisspirale nach unten, der in den kommenden Jahren viele Rehabilitationskliniken zum Opfer fallen werden bzw. schon wirtschaftlich ruiniert wurden. Landespolitisch kaum beachtet und durch die allgemeine Gesetzgebung nicht ausreichend geschützt wird den Rehabilitationskliniken zunehmend „der Hahn abgedreht". Die daraus resultierende Arbeitslosigkeit wird dabei in Kauf genommen. Die Branche ist sich daher einig, daß eine „Marktbereinigung" unmittelbar bevorsteht. Die zunehmenden Steuerungsmechanismen (Medizinischer Dienst der Krankenkassen (MDK), Dienstleistungszentren und Fallberatungszentren der Krankenkassen), die durch die Kostenträger genutzt werden, tun ihr Übriges.

Die Rehabilitationskliniken müssen daher neben der Akquisition weiterer Geschäftsfelder (z.B. Wellness, Gesundheitswochen) auch die Möglichkeit der Indikationserweiterung in Betracht ziehen; Indikationen insolventer Kliniken müssen „aufgesogen" werden.

Ein weiterer Anknüpfungspunkt wäre die zunehmende Kooperation mit Akuthäusern, um die Behandlungskette (Prävention, Akutbehandlung, Rehabilitation/ Nachsorge) zu schließen.

Wesentlich ist aber auch, das Leistungsprofil im Hinblick auf das Beschwerdemanagement zu schärfen. Die Dienstleistungsbereitschaft und -breite wird zunehmend im Rahmen etwaiger Qualitätsmanagementprogramme wichtig und bildet die Argumentationsgrundlage für die „Verhandlungen" mit den Krankenkassen. Gewiß kann eine Leistung für niedrige Preise abgegeben werden, doch sind auch die Krankenkassen – insbesondere die Ersatzkassen - mittlerweile zu der Auffassung gekommen, daß die Gesundung und Qualität der Behandlung mit den Preisen korreliert. Ein nicht gesunder Patient könnte demnach noch teurer werden, da er sich nicht mehr in den Arbeitsprozeß integrieren lassen wird. Krankengeld, Krankentagegeld, Behandlungsfolgekosten etc. werden demnach die angespannte Finanzsituation der Krankenkassen weiter problematisieren.

Die aktuellen Herausforderungen der Rehabilitationskliniken machen es daher erforderlich, die Patienten – hier als Kunden – in höchstem Maße zufriedenzustellen. Wie in anderen Branchen sind

die Beschwerden unzufriedener Patienten in diesem Zusammenhang als kostenlose Informationsvermittlung zu definieren.[3] Oft
als „lästiges Übel" durch manche Mitarbeiterinnen und Mitarbeiter
abgetan, können Wettbewerbsvorteile durch die Artikulation von
Unzufriedenheit, Verbesserungsvorschlägen, negative Kritik, aber
auch durch Lob, Anerkennung und Dank gezogen werden. Es muß
Ziel sein, den „negativen Effekt" einer Beschwerde in einen
„positiven Eindruck" zu wandeln. Allein der Umgang – z.B. durch
schnelle Bearbeitung der Beschwerde – kann diese „Umkehr" der
Beschwerde zur Folge haben. Der Patient und sein Anliegen
müssen ernst genommen werden und (positive) Reaktionen zur
Folge haben. Das Eingeständnis des Fehlverhaltens kann
entscheidend für die Wirkung beim Patienten sein.[4]

---

[3] vgl. Gündling, C.: (Kundenorientierung), S. 201
[4] vgl. auch Wohlrab, Elke: (Beschwerdemanagement), S. 7f.

2. Das Beschwerdemanagement – Grundlagen und Begrifflichkeit

Die Planung, Durchführung und Kontrolle aller Maßnahmen, die ein Unternehmen im Zusammenhang erstellt, definiert *Schöber*[5] als „Beschwerdemanagement". Dabei werden vielfach die Beschwerden als negative Kritik betrachtet und eine Auseinandersetzung vermieden. Der unzufriedene Kunde wird Teil einer vernachlässigten Zielgruppe;[6] Cross-Selling-Aktivitäten bleiben ungenutzt.

Stauss und *Seidel* definieren Beschwerden als „Artikulationen von Unzufriedenheit, die gegenüber dem Unternehmen oder auch Drittinstitutionen mit dem Zweck geäußert werden, auf ein subjektiv als schädigend empfundenes Verhalten eines Anbieters aufmerksam zu machen, Wiedergutmachung für erlittene Beeinträchtigungen zu erreichen und/ oder eine Änderung des kritisierten Verhaltens zu bewirken".[7]

Dieser Definition folgend ist die subjektiv empfundene Unzufriedenheit – als nicht erfüllte Erwartungen des Patienten – zu erklären.

---

[5] vgl. Schöber, P.: (Gestaltung), S. 11ff.
[6] vgl. Diakonie Korrespondenz 3/2001: (Beschwerdemanagement), in: www.diakonie.de/publikationen, S. 1
[7] zit. Stauss, W./ Seidel, B.: (Beschwerdemanagement), S. 27

Die Beschwerden lassen sich noch unterscheiden in „interne Beschwerden" – hier ist die Unzufriedenheit der Mitarbeiterinnen und Mitarbeiter gemeint – und „externe Beschwerden", die von Patienten, Bewohnern, Lieferanten, Geschäftspartnern, niedergelassenen Ärzten, zuweisenden Krankenhäusern, Kostenträgern usw. artikuliert oder erhoben werden.

Die Beschwerden können „schriftlich" und „mündlich" dargelegt werden. Sie können aber auch nur zur Kenntnis genommen werden und ohne Artikulation ein folgerichtiges Verhalten zum Ergebnis haben. Nur eine von zehn Beschwerden wird tatsächlich – schriftlich oder mündlich – artikuliert.[8] Die anderen „Beschwerdeführer" nehmen Fehlerwartungen „zur Kenntnis" und reagieren in ihrem Sinne konsequent.

Die Begrifflichkeit der Beschwerde umfaßt zusätzlich die „Reklamation", hier nach *Stauss, W./ Seidel, B.* definiert als „(...) die Teilmenge von Beschwerden, in denen Kunden in der Nachkaufphase Beanstandungen an Produkt oder Dienstleistung explizit oder implizit mit einer kaufrechtlichen Forderung verbinden, die gegebenenfalls juristisch durchgesetzt werden kann"[9] und der „Schadensfall", der die täglichen Risiken des wirtschaftlichen Handels (Betriebsrisiken, spekulative Risiken) und die Beschädigung des Patienten an Leib und Seele (Schäden) umfaßt, und zu sogenannten Schadensersatzklagen und

---

[9] zit. Stauss, W./ Seidel, B.: (Beschwerdemanagement), S. 27ff.

Entschädigungszahlungen führen können. Hierzu sind Teilaspekte des Beschwerdemanagements zu beleuchten, die das Risikomanagement (oder: Risk Management) – u.a. gesetzlicherseits durch das „Gesetz zur Kontrolle und Transparenz in Unternehmen" (KonTraG) geregelt – bedingen.

Sowohl die Reklamation als auch der Schadensfall soll hier nicht einer eingehenden Betrachtung unterzogen werden, vielmehr konzentriert sich die Arbeit allein auf das externe Beschwerdemanagement in genereller Weise.

Mit Bezug auf die bisherigen Ausführungen ist die Sichtweise einer Konfrontationsvermeidung im Beschwerdefall nicht mehr zielführend. Im Gegenteil: Kundenorientierung, Kundenbindung und Kundenzufriedenheit machen es notwendig, den „(...) Kunden so zu behandeln, als wäre er der einzige und wichtigste Kunde, der gleichzeitig dem Unternehmen ein Leben lang treu bleibt".[10]

Die Bedeutung des Beschwerdemanagements läßt sich hieraus ableiten. Die Chancen die sich durch ein umfassendes Beschwerdemanagement ergeben - hier seien beispielhaft die Verbesserungspotentiale aus Kundensicht sowie die Stabilisierung und/ oder Rückgewinnung des Kundenvertrauens genannt – sind vielfältig.

---

[10] vgl. Gündling, C.: (Kundenorientierung), S. 201f.

Möglicherweise können die Erwartungen der Patientinnen und Patienten auch zu hoch sein. Ein Konflikt darf daher nicht gescheut werden, doch muß das Bemühen der Zufriedenheit der Patienten im Vordergrund stehen.[11] Unerfüllbare Erwartungen sind entsprechend zu artikulieren und deutlich zu machen. Sachlich und objektiv ist der Umgang mit den Beschwerden nachvollziehbar und transparent zu gestalten. Auch die Ablehnung einer Beschwerde kann demnach positiv wirken: Verständnis und Transparenz sind hierzu notwendig.

---

[11] vgl. Wohlrab, Elke: (Beschwerdemanagement), S. 11

3. Aufgaben und Ziele des Beschwerdemanagements

Die Bedeutung des Beschwerdemanagement nimmt für die Unternehmen als Existenzfaktor zu. *Feser* sieht zu Recht eine Unterschätzung des Erfolgsfaktors einer professionell gezielten Beschwerdeauswertung. Sie bewertet den Beschwerdeeingang und eine kundenfreundliche Bearbeitung als „potentiellen Erfolgsfaktor unternehmerischer Strategie". Dem Gesundheitswesen geben die Beschwerden die Gelegenheit, aktuelle Informationen direkt vom Markt zu erhalten. Betriebliche Schwächen und Marktchancen (interne Schwächenanalyse/ Verbesserung der Imagepositionierung) können hierdurch identifiziert werden.

Allgemein kann die Zielsetzung des Beschwerdemanagement wie folgt definiert werden:

a.   Wiederherstellung der Kundenzufriedenheit

b.   Verbesserung der Marktposition

c.   Beschwerdeprophylaxe

d.   Verringerung der offenen Beschwerdequote

e.   Vermeidung von Opportunitätskosten.

Betrachtet wird in einer Form der deduktiven Methode – also ausgehend vom strategischen Ziel eines Krankenhauses – „die qualitativ und quantitativ optimale Versorgung der Bevölkerung mit Krankenhausleistungen als wichtige soziale Gemeinschaftsaufgabe" (*Feser*). Gemeinsam mit dem Wirtschaftlichkeitsprinzip (Sparsamkeitseffekt) werden hierbei die Kostendämpfungsbemühungen als Oberziel gleichrangig genannt (Formalziel). In diesem Kontext steht der sich beschwerende Patient und offenbart somit sein Interesse am Krankenhaus, da er diese Beschwerde artikuliert. Das Erreichen einer geeigneten Lösung bedeutet in aller Regel die Wiederherstellung der Zufriedenheit des Patienten.

Neben der Aufdeckung der Schwächen und Imageposition einer Gesundheitseinrichtung bildet der Umgang mit dem beschwerten Patienten ein wesentliches Kriterium; es handelt sich um den „gewünschten" Service einer Beschwerdebearbeitung, der sich im Ergebnis auf Marktanteil und Wachstum auswirken kann. Hierbei entsteht die Notwendigkeit, die operativen Zielsetzungen eines Unternehmens zu verfolgen, die zum einen den Abbau der Beschwerdeursachen und zum anderen die Vermeidung von Opportunitätskosten zum Inhalt haben. Durch den Abbau der Beschwerdeursachen kann die offene Beschwerdequote gesenkt werden. Die durch die Beschwerdeanalyse ermittelten Daten können dazu genutzt werden, eine „Beschwerdeprophylaxe" zu erreichen, um die Unzufriedenheit, die sich durch die Beschwerden äußert, gar nicht erst entstehen zu lassen. Hieraus läßt sich eine stabile Kundenzufriedenheit aufbauen und im Ergebnis als Kosteneinsparungspotential nutzen.[12]

Der zunehmende Kostendruck und die Intensität des Wettbewerbs läßt die Notwendigkeit einer kundenorientierten Unternehmensführung und die damit einhergehende Patientenzufriedenheit als Zielgröße unvermeidbar sein. Doch ist zu konstatieren, daß die kundenbezogenen Zielsetzungen oft unverbindlich sind. Daher verlangt *Stauss* als Mindestanforderung an das Management, die Kundenunzufriedenheit möglichst zu vermeiden. Sollte die Kundenunzufriedenheit bereits eingetreten sein, so sind ernsthafte Anstrengungen zu unternehmen, diese zu beseitigen. Die Kundenzufriedenheit ist nach *Stauss* in jedem Fall große Aufmerksamkeit zu widmen. Eine Unzufriedenheit des Patienten kann kaum deutlicher als im Krankenhaus artikuliert werden; und kaum deutlicher wird hier die abweisende Reaktion der Krankenhausmitarbeiter wahrgenommen.[13]

Es läßt sich generell feststellen, daß eine hohe Qualität und ein guter Service mit einer Steigerung von Qualitätssicherungskosten sowie höheren Prozeß- und Ressourcekosten einhergehen. Ein Mehraufwand dieser Art läßt sich stets rechtfertigen, wenn (zusätzliche) Erlöse durch eine hochwertige Leistung erbracht werden. Es wird also das Beschwerdemanagement in einen Kontext zum Qualitätsmanagement zu stellen sein. Die

---

[12] vgl. Feser, U. M.: (Beschwerdemanagement), S. 321

Konsequenz hieraus lautet, daß die Alternative nur bedeuten kann, Kostensenkungspotentiale durch mindere Qualität zu erreichen. Hieraus resultieren möglicherweise ein nachhaltiger Imageverlust und eine negative Reputation durch schlechte Mundpropaganda.[14]

---

[13] vgl. Stauss, B.: (Erkenntnisse), S. 2.44.01
[14] vgl. Feser, U. M.: (Beschwerdemanagement), S. 321f.

4. Der Prozeß des Beschwerdemanagements

Um die Ziele eines aktiven Beschwerdemanagement zu erreichen, ist es notwendig, daß die Patienten zu Beschwerdeäußerungen motiviert werden. Diese müssen systematisch aufbereitet werden und in das interne Informationspotential einfließen. Hierbei ist in nachstehende Phasen des Beschwerdemanagement-Prozesses zu unterscheiden:

a.   Beschwerdestimulierung

b.   Beschwerdeannahme

c.   Beschwerdebearbeitung

d.   Beschwerdereaktion

e.   Beschwerdeauswertung

f.   Beschwerdecontrolling

g.   Beschwerdereporting

Um das Ziel zu erreichen, eine Kundenzufriedenheit und Kundenloyalität zu erhalten, ist gleichzeitig eine Minimierung der Kundenunzufriedenheit anzustreben. Es ist daher erforderlich, jenen Teil unzufriedener Kunden zu erhöhen, die sich für die Handlungsalternative „Beschwerde" entschieden haben. Es ist also erforderlich, die Beschwerden zu stimulieren, also einen steigenden Anteil sich beschwerender Patienten zu erhalten; dabei wird die „Kundenunzufriedenheit" als Konstante definiert.

Ein Erfolg ist nunmehr, wenn durch Fehlervermeidung und Reduzierung der (gesamten) Patientenunzufriedenheit auch die Patientenbeschwerden (als artikulierte Beschwerden) reduziert werden.

Als Beschwerdewege werden mündliche (in Krankenhäusern und Rehabilitationskliniken typische Ausdrucksformen), die schriftlichen und fernmündlichen Ausdrucksformen genannt.[15]

Als Maßnahmen der Beschwerdestimulierung gelten u.a. die Vorstellung der Einrichtung (Organigramme der Gesamteinrichtung, Organigramme (im Detail) mit Namen aller Mitarbeiterinnen und Mitarbeiter, Namensschilder), die Information der Patienten und ihrer Angehörigen zum Beschwerderecht und Ermutigung zum offenen Umgang mit Beschwerden (z.B. durch ein persönliches Anschreiben) sowie die Ansprache auf die Zufriedenheit mit den angebotenen Leistungen (z.B. durch stichprobenartige Bilanzgespräche zur Leistungszufriedenheit, Weihnachtsgruß und Rückantwortkarte).[16]

Die Beschwerdeannahmen, -bearbeitung und -reaktion beschreibt die Dienstleistung, wenn sich ein Patient entschlossen hat, seine Unzufriedenheit in Form einer Beschwerde der Einrichtung mitzuteilen. Es muß seitens der Rehabilitationsklinik darum gehen, mit dem unzufriedenen Kunden klare Verantwortungsstrukturen festzulegen und das gesamte Kundenkontaktpersonal, d.h. insbesondere jene Mitarbeiterinnen und Mitarbeiter, die

---

[15] vgl. Feser, U. M.: (Beschwerdemanagement), S. 322

üblicherweise (z.B. aufgrund der örtlichen Nähe) die Beschwerden entgegennehmen, vorbereitet zu haben. Hierbei sind alle relevanten Informationen über die Patientenzufriedenheit zu erfassen, um eine schnelle und unkomplizierte Bearbeitung des Beschwerdefalls und eine effektive Weiterverarbeitung der erhaltenen Informationen zu gewährleisten.

Die Beschwerdeauswertung, das Beschwerdecontrolling und das Beschwerdereporting kann mit Unterstützung entsprechender Analysen entscheidungsstützende Informationen zur Verfügung stellen, damit die Einrichtung in die Lage versetzt werden kann, von der Problemdiagnose zur wirksamen Problemprävention zu kommen.

Das Beschwerdecontrolling soll sicherstellen, daß die Rehabilitationsklinik gemäß ihrer Zielsetzungen geführt wird. Das Qualitätsmanagement benötigt darüber hieraus - im Rahmen des Beschwerdereportings - diese erweiterten Informationen, um durch die zentrale Aufgabe der Beschwerdeauswertung die Festlegung zu treffen, für welche Zielgruppen (für alle, die für das Kundenbindungsmanagement Verantwortung tragen), welche Auswertungen (quantitativ und qualitativ), in welchen Zeitintervallen (täglich, wöchentlich, monatlich usw.) aufbereitet und weitergeleitet werden müssen.[17]

---

[16] vgl. Tinnefeldt, G.: (Umgang), o.S., Abb. 4
[17] vgl. Feser, U. M.: (Beschwerdemanagement), S. 322f.

Als Maßnahmen zur Beschwerdeannahmen, -bearbeitung und
-reaktion sind beispielhaft

a. die Klärung der Zuständigkeiten von Beschwerdeempfängern
und Beschwerdebearbeitern,

b. die Festlegung der Rückmeldefristen an den Beschwerdeführer und der (verbindlichen) Fristen für die interne
Beschwerdebearbeitung,

c. flankierende Regelungen für den Umgang mit kritischen
Situationen,

d. die Einführung standardisierter Beschwerdeformulare und
einer geregelten Dokumentationspflicht sowie

e. die Formulierung allgemeiner Verhaltensempfehlungen für
den Umgang mit Beschwerdeführern[18]

zu nennen.

Entscheidend für einen erfolgreichen Beschwerdemanage-
mentprozeß ist die Motivation der Patienten, sich zu äußern und
Probleme, Mißstände, Dissonanzen etc. zu artikulieren.[19] Effektive
Beschwerdebearbeitung setzt daher die Prozeßverantwortung des

---

[18] vgl. Tinnefeldt, G.: (Umgang), o.S., Abb. 5

Beschwerdeempfängers voraus. Es besteht eine Verpflichtung des Beschwerdeempfängers gegenüber dem Beschwerdeführer zur fristgerechten Rückmeldung. Ebenso werden Mitarbeiterinnen und Mitarbeiter der Einrichtung verpflichtet, die fristgerechte Bearbeitung der Beschwerde zu unterstützen und zu gewährleisten.[20]

In einer Systematisierung lassen sich die Beschwerdestimulierung, die Beschwerdeannahme, die Beschwerdebearbeitung und die Beschwerdereaktion als „direkter Beschwerdemanagement-Prozeß" definieren. Die Beschwerdeauswertung, das Beschwerde-controlling sind damit als „indirekter Beschwerdemanagement-Prozeß" einzuordnen.[21]

Als „Input-Funktion" des Beschwerdemanagement-Prozesses wird u.a. die Art der Entgegennahme von Beschwerden und deren Weiterleitung an die zuständige Stelle im Unternehmen definiert.[22] Das Beschwerdeverfahren ist als „Schlüssel-Element der Arbeitsbeziehungen" anzusehen; es fungiert als „Regulativ zu Feedback-Zwecken", das (in den Rehabilitationskliniken) vor Fehlentwicklungen schützen soll.[23]

---

[19] vgl. Feser, U. M.: (Beschwerdemanagement), S. 322
[20] vgl. Tinnefeldt, G.: (Umgang), o.S., Abb. 6
[21] vgl. Ament-Rambow, Chr.: (Wer sich beschwert), S. 248ff.
[22] vgl. Wegmann, Chr.: (Beschwerdemanagement), S. 43
[23] vgl. Breisig, Th.: (Konfliktregulierung), S. 14

5. Beschwerdemanagement in einer Rehabilitationsklinik

Ausgehend von den Erfordernissen, die durch die Rentenversicherungsträger als wichtige Belegungsgaranten für die Rehabilitationskliniken definiert wurden, ist die Aufgabe der Rehabilitation einen „bestmöglichen Ausgleich funktioneller Einschränkungen im Alltags- und Arbeitsleben, die im Gefolge von Krankheiten eintreten, zu erreichen."[24] Als Rehabilitationsmaßnahmen werden ambulante, teilstationäre und stationäre Rehabilitation unterschieden,[25] wobei die Bedeutung der teilstationären Rehabilitation zugunsten ambulanter Maßnahmen abnimmt.

Die stationäre Rehabilitationsmaßnahme – es wird hierbei zwischen Heilverfahren und Anschlußheilbehandlung unterschieden – umfasst ca. drei Wochen. Die Patienten erhalten in einer Rehabilitationsklinik medizinische, therapeutische und sonstige Leistungen (Hotel- und Serviceleitungen).

Als Dienstleistungsunternehmen haben die Rehabilitationskliniken das Ziel, durch eine hohe Qualität in den genannten Aufgabenbereichen und durch kundenorientiertes Handeln, die Zufriedenheit der Patienten und jeglicher anderer Anspruchsgruppen zu steigern; darauf aufbauend soll der Unternehmenserfolg lang-

---

[24] zit. nach o.V.:(BfA-Information), S. 16

fristig gesichert werden.[26] Die Patientenzufriedenheit sichert –
über die höhere Kundenbindung, niedrigere Preiselastizität,
positive Abgrenzung von der Konkurrenz, geringere Akquisitions-
kosten und das bessere Unternehmensimage – die Wertsteige-
rung des Unternehmens.[27]

Das Beschwerdemanagement nimmt – im Rahmen eines notwendigen Qualitätsmanagement – eine besondere Stellung im Hinblick
auf die Steigerung der genannten Patientenzufriedenheit ein.

Die Kostenträger (Rentenversicherungsträger, Krankenkassen,
Selbstzahler), die einweisenden Ärzte, die Patienten, Angehörigen
und Begleitpersonen von Patienten, Gäste, Geschäftspartner und
Mitarbeiter verdeutlichen ein unterschiedliches Anforderungs-
verhalten und Erwartungen hinsichtlich des Dienstleistungs-
unternehmens „Rehabilitationsklinik".

Da sich die Rehabilitationsklinik in einem Angebotsmarkt
behaupten muß, um eine längerfristige Existenz zu sichern, muß
ein besonderes Augenmerk auf die „Marktstellung" (Umfeld der
Rehabilitation (räumliche Anbindung, Reputation)) und die
allgemeine Entwicklung der Rehabilitation (durch gesetzliche
Regelungen und Veränderungen) gelegt werden. Das
Beschwerdemanagement wird in diesem Kontext zu einem
Erfolgsfaktor der Rehabilitationsklinik. Die gute Betreuung,

[25] vgl. o.V.: (BfA-Information), S. 3
[26] vgl. Thill, K.-D.: (Kundenorientierung), S. 1
[27] vgl. Hinterhuber, H. H./ Matzler, K.: (Unternehmensführung), S. 14

Behandlung und damit einhergehend die schnelle, unverzügliche Beschwerdeannahme und -bearbeitung bedeutet eine zunehmende Betreuungsqualität als Basis für die Bindung des Patienten an das Haus. Die kann umso wichtiger werden, wenn das Gesetzgebungsverfahren die Rehabilitationskliniken durch verminderte Zuweisung im Heilverfahren der Rentenversicherungsträger (BfA, LVA) die Rehabilitationskliniken zwingt, den Markt der Anschlußheilbehandlungen (AHB) zu verstärken, um so die Verluste aus dem Heilverfahren zu kompensieren. Durch geringere Pflegesätze und Zunahme von Fallpauschalen mit festgelegten Verweildauern wird die „Umschlagshäufigkeit" von Patienten wichtig, die nur dadurch erreicht werden kann, daß bisherige Patientenbeziehungen erhalten und neue aufgebaut werden. Kann eine Rehabilitationsklinik durch die medizinische (ärztliche), therapeutische Qualität und das Dienstleistungsniveau überzeugen, werden neue Patientenbindungen über die bisherige „Kundschaft" hinaus geschaffen. Hierdurch kann der Trend zum Gesundheitsurlaub – Stichwort: Wellness – und die Bereitschaft, Eigenleistungen zu „verkaufen" (Selbstzahler), gerechtfertigt werden.

„Mund-zu-Mund"-Empfehlungen der Patienten gegenüber Krankenkassen, Rentenversicherungsträgern und potentiellen Patienten sind daher für eine erfolgreiche Rehabilitationsklinik kennzeichnend. Dies gilt zunehmend für die Gesetzlichen Krankenkassen (GKV), die über sog. Fallberatungs- und

Dienstleistungszentren die Patienten in die Einrichtungen steuern.[28]

Neben einem moderaten Preis wird auf die Dienstleistungs- und Strukturqualität geachtet; zunehmende Beschwerden werden als mangelnde Qualität angesehen, die sich die Krankenkasse für ihre Versicherten nicht nachsagen lassen will.

Vertrauensbildende Maßnahmen sind daher im Umgang mit Patientinnen und Patienten von großer Bedeutung. Das erfolgreiche Beschwerdemanagement läßt sich in diese unternehmerische Forderung einbinden. Das Verständnis gegenüber den Patienten wird durch patientenorientiertes Verhalten nicht proklamiert, sondern praktiziert.[29] Umso wichtiger wird es, die Barrieren für die Beschwerden niedrig zu halten. Es muß das Ziel erreichbar sein, eine Atmosphäre zu schaffen, die den Patienten in die Lage versetzt, negative Kritik ohne Befürchtungen, daß das Personal diese Artikulationen (negativ) sanktioniert, zu äußern. Die Patienten sind daher nicht aufgefordert, nicht „schweigend zu leiden", sondern ihre Interessen zu artikulieren.[30]

Gegenseitiges Vertrauen kann positiv zum Gesundungszustand der Patientinnen und Patienten dienen. Es gilt dabei, den Abbruch einer Rehabilitationsmaßnahme aus persönlichen (für den Patienten) und wirtschaftlichen (für die Klinik) Gründen zu vermeiden. Eine Rehabilitationsmaßnahme kann in einem solchen

---

[28] vgl. Wohlrab, E.: (Beschwerdemanagement), S. 23f.
[29] vgl. Thill, K.-D.: (Kundenorientierung), S. 156
[30] vgl. Brune, H.-G.: (Organisation), S. 20

Fall erst wieder nach Jahren wieder durch den Patienten beantragt werden.

Aus der dargelegten Handlungsweise des Beschwerdemanagements ergibt sich, daß die Mitarbeiterinnen und Mitarbeiter einer Rehabilitationsklinik, präventiv mögliche Beschwerdegründe unterstützen. Hier ist die Dienstleistung als „Produkt" des „Uno-actu-Prinzips", also der Simultanität von Produktion und Absatz zu sehen, das zum einen eine ständige Leistungsbereitschaft der Mitarbeiterinnen und Mitarbeiter erfordert, zum anderen aber Handlungsweisen eines nicht reversiblen Prozesses definiert. Dienstleistungen sind aufgrund dieser Besonderheit nicht im Vorhinein überprüfbar. Um eine gute Einschätzung der Dienstleistung zu erhalten ist die Kommunikationspolitik im Dienstleistungsbetrieb – und daher auch in der Rehabilitationsklinik – von sehr großer Bedeutung.

In der Klinik am Brunnenberg, Bad Elster (Sachsen) – einer Rehabilitationsklinik der MediClin GmbH, Offenburg – werden z.B. die Beschwerden (mündlich, schriftlich) von den Reklamationen und Schadensfälle deutlich unterschieden.
Die Patientenzufriedenheit wird durch Fragebögen gemessen, die jedem Patienten zugehen. Seitens der Zentralverwaltung in Offenburg wird eine Rücklaufquote von > 70% erwartet, was die Klinik gut erreicht. Der Fragebogen wird den Patientinnen und Patienten fünf Tage vor der Abreise in das in der Klinik befindliche

Postfach[31] gegeben; der Fragebogen enthält geschlossene und offene Fragen, die durch Eingabe über einen Personal Computer (Verwaltung) on-line in die Zentralverwaltung zur Auswertung weitergegeben werden. Vierteljährlich werden die Ergebnisse durch die Abt. Personalentwicklung und Qualitätsmanagement den Klinikleitungen (bestehend aus den Chefärzten und den Verwaltungsleitern) übersandt. Hieraus ist neben den einzelnen Wertungen besonders das „Ranking" innerhalb des Konzerns von großem Interesse. Die Auswertung wird an die jeweiligen Abteilungsleiter weitergereicht, um die Ergebnisse mit den Mitarbeiterinnen und Mitarbeitern in den jeweiligen Abteilungen zu besprechen.[32]

Um den Umgang mit Beschwerden formal zu begleiten – vor allem auch um eine Versachlichung zu erreichen und eine zügige Bearbeitung zu gewährleisten – wurde eine (bindende) Verfahrensanweisung erarbeitet. Hier soll eine – je nach Gewichtigkeit der Beschwerde – eine mündliche und/oder schriftliche Beschwerde baldmöglichst einem Mitglied der Klinikleitung zur Kenntnis gebracht werden. Der Verwaltungsleiter wird umgehend von den angesprochenen und betroffenen Personen der Beschwerde eine Stellungnahme verlangen, um sich ein Bild von der Angelegenheit zu machen. Die Reaktionszeit sollte zwei bis drei Wochen nicht

---

[31] Jeder Patient verfügt über ein eigenes Postfach während seines Aufenthalts in der Klinik.
[32] vgl. Wohlrab, E.: (Beschwerdemanagement), S. 25ff.

überschreiten. Zwischenzeitlich ist dem Beschwerdeführer eine Nachricht der Bearbeitung zu übersenden.

Vor allem ist seitens der Verwaltung zu klären, ob die Beschwerde auch/ oder Schadensfälle umfaßt. In diesem Fall sind keinerlei Äußerungen gegenüber den Beschwerdeführern, um den Versicherungsschutz nicht zu gefährden, erlaubt. Die zuständige Stelle in der Zentralverwaltung unterrichtet kurzfristig den Versicherer der MediClin GmbH, der wiederum die weiteren Verhaltensweisen darlegt und für den möglicherweise notwendigen, rechtlichen Schutz sorgt.

Bei einer Beschwerde wird nach Klärung des Sachverhalts eine Entschuldigungs- oder Erklärungsschreiben seitens des Verwaltungsleiters formuliert und dem Beschwerdeführer zu gesandt.

6.   Schlußbetrachtungen

Die Kundenorientierung muß ein Teil der Unternehmens-
philosophie werden. Dies ist umso wichtiger, da die traditionell
starken Kundenbindungen im Gesundheitssektor aufgrund einer
„zunehmenden Emanzipation" der Patienten verloren gehen. Das
mit der Patientenorientierung zunehmende Ertragsbewußtsein
macht eine Bindung der Patienten an die jeweiligen Einrichtungen
unabdingbar. Der Patient wird zum „Mittelpunkt" der Rehabilitationsklinik; verbal war dies gewiß immer so, im Zuge des
Ertragsbewußtseins muß es nun beweisbar werden.
Wichtig ist daher die „Wirtschaftlichkeitsprüfung" des Beschwerdemanagements, welche ihren Ausdruck in der Beschwerdestimulierung und die Wirkung der Beschwerdereaktion auf die
Kundenzufriedenheit ermittelt. Neue Erfolgskriterien sind heraus-
zuarbeiten, die z.B. die Kundenabwanderungsquote und die
Erfüllungsgrade von Kundenwünschen wiedergeben.

Das Beschwerdeverhalten der Patienten wird zu einem „Kosten-
Nutzen-Problem" für die Klinik.[33]
Hinsichtlich des Aufwands und der Kosten ist zunächst für die
Beschwerdebearbeitung der Einsatz qualifizierten Personals
notwendig. Kulanz- und Wiedergutmachungsleistungen sowie
erhöhte Bürokosten (Porti und Telefongebühren) sind ebenfalls zu
nennen. Der Nutzen des Beschwerdemanagements besteht aber

---

[33] vgl. Bruhn, M.: (Informationswert), S. 124ff. sowie Goodman, J.A/
Malech, A.R./ Marra, Th. R.: (Beschwerdepolitik), S. 165ff.

in der patientenorientierenden Wirkung, der Befriedigung individueller Bedürfnisse der Patienten und damit einhergehend eine Verfestigung der Patientenbindung an die jeweilige Gesundheitseinrichtung.

Die Schlüsselrolle im Beschwerdemanagement-Prozeß nehmen in jeder Gesundheitseinrichtung die Mitarbeiterinnen und Mitarbeiter ein. Das aktive Beschwerdemanagement bedingt, daß sich die Mitarbeiter stets den Patientenproblemen – und damit verbunden – den Beschwerden annehmen. Die hierfür bedeutsame Sensibilisierung darf kein einmaliges Ereignis sein, sondern bedarf der ständigen Begleitung durch die Geschäftspolitik des jeweiligen Hauses, d.h. daß das Beschwerdemanagement als Führungsaufgabe im Unternehmen verstanden wird und als solche den Mitarbeiterinnen und Mitarbeitern bewußt ist. Die Vorbildfunktion der Geschäftsleitung/ Klinikleitung zum einen und die Anerkennung der Mitarbeiteraktivitäten zum anderen, welche als Motivationsfaktor zu einem funktionierenden Beschwerdemanagement führen muß, sind daher zwingend.

Die Prozesse und Teilbereiche in den Gesundheitseinrichtungen sind demnach aufeinander abzustimmen. Die Organisationsentwicklung mit klar definierten Regeln, Kompetenzen und Bearbeitungswegen ist transparent zu gestalten und hat umsetzbar zu sein. Es bietet sich an – je nach Patientenzahlen – ein dezentrales und zentrales Beschwerdemanagement einzuführen.

Es bedarf insgesamt einer hohen Führungskompetenz in einem dualen Beschwerdemanagement eine einheitliche Beschwerde-politik zu erreichen. Darum müssen vorab Leit- und Richtlinien entwickelt und andererseits die Führungskompetenz als Vorbildfunktion offenbar werden.

Letztlich ist die Zügigkeit der Bearbeitung und Auswertung von Beschwerden ein Maßstab des Umgangs mit Patientinnen und Patienten. Verschleppende Beschwerdebearbeitung läßt ein Desinteresse der Rehabilitationseinrichtung an den Unmuts-äußerungen der Patientinnen und Patienten offenkundig werden, das insgesamt als Desinteresse am Patienten gewertet werden kann. Ein solches Verhalten wird kaum dazu beitragen, daß beschwerte Patienten den Weg nochmals in das Krankenhaus oder die Rehabilitationsklinik finden werden. Auch diese negativen Erfahrungen werden im Bekannten- und Angehörigenkreis weitergetragen und duplizieren die negative Einstellung zum Haus.[34]

Hier besteht ein wesentlicher Unterschied zu den Akut-Krankenhäusern, die durch renommierte, fachlich brilliante Ärzte mit hoher Reputation ein möglicherweise schlechtes Ambiente oder schlechtes Verhalten von Mitarbeiterinnen und Mitarbeitern teilweise oder ganz kompensieren können.

---

[34]vgl. Feser, U. M.: (Beschwerdemanagement), S. 322f.
[35] vgl. Wohlrab, E.: (Beschwerdemanagement), S. 25f.

Ergänzend ist die Erfassung der Beschwerdefälle im Rahmen des Beschwerdemanagements für die Zukunft von immenser Bedeutung. Es gilt, Fehler und Mißstände nicht zu wiederholen oder weiterzuführen. Dabei muß konstatiert werden, daß einen „Null-Fehler-Ansatz" in der Praxis nicht geben kann. Die Individualität und Erwartungshaltung einzelner Patientinnen und Patienten muß nicht mit den Wünschen der Mehrheit anderer Patientengruppen korrelieren.[35]

Aber diese „Vereinzelung" der Wünsche ist vernachlässigbar, wenn Beschwerden schnell, umfassend und effizient bearbeitet werden. Laut *Ament-Rambow* läßt sich anhand empirischer Studien nachweisen, daß die Geschwindigkeit der Bearbeitungsdauer einen signifikanten Einfluß auf die Patientenzufriedenheit hat.[36]

Das Beschwerdemanagement in einer Rehabilitationsklinik wird somit zu einer wesentlichen Größe, um die Zukunft des Unternehmens zu sichern. Es ist die Aufgabe der Geschäftsführung und der Klinikleitung, diese Situation den Mitarbeiterinnen und Mitarbeitern zu vermitteln sowie für die Umsetzung eines effizienten und produktiven Beschwerdemanagements zu sorgen.

---

[36] vgl. Ament-Rambow, Chr.: (Wer sich beschwert), S. 248ff.

7. Literaturverzeichnis

a. Bücher, Zeitschriften

Aebi, Robert: (Knowledge Management)
Kundenorientiertes Knowledge Management: Erfolg durch Wissen über Markt und Unternehmen, o.O. 2000

Ament-Rambow, Christiana: (Wer sich beschwert)
Wer sich beschwert, meint es gut, in: krankenhaus-umschau, 68. Jahrgang (1999), S. 248-253

Bachner, Ulrike: (Qualitätsmanagement)
Qualitätsmanagement im Krankenhaus: Praxishandbuch zur Einführung eines Qualitätsmanagementsystems, Hannover 1999

Breisig, Thomas: (Konfliktregelung)
Betriebliche Konfliktregelung durch Beschwerdeverfahren in Deutschland und in den USA, in: Schriftenreihe Industrielle Beziehungen, Bd. 9, München/ Mering 1996

Bruhn, Manfred: (Informationswert)
Der Informationswert von Beschwerden bei Marketing-Entscheidungen, in: Hansen, Ursula/ Schoenheit, Ingo (Hrsg.): Verbraucherzufriedenheit und Beschwerdeverhalten, Schwerpunktreihe „Marketing und Verbraucherarbeit", Bd. 4, Frankfurt a.M./ New York 1987, S. 123-140

Brune, Heinrich-Gustav: (Organisation)
Organisation von Verbraucherinteressen, Frankfurt a.M. 1980

Ederer, Günther/ Seiwert, Lothar J.: (Märchen)
Das Märchen vom König Kunde: Service in Deutschland – Wüste oder Oase? Das Strategie-Buch für kundenorientierte Unternehmen; das 1 X 1 der Kundenorientierung, Offenbach 1998

Feser, Uta Maria: (Beschwerdemanagement)
Beschwerdemanagement im Krankenhaus, in: f & w, 1998/4, S. 321-324

Goodman, John A./ Malech, Arlene R./ Marra, Theodore R.: (Beschwerdepolitik)
Beschwerdepolitik unter Kosten/ Nutzen-Gesichtspunkten – Lernmöglichkeiten aus den USA, in: Hansen, Ursula/ Schoenheit, Ingo (Hrsg.): Verbraucherzufriedenheit und Beschwerdeverhalten, Schwerpunktreihe „Marketing und Verbraucherarbeit", Bd. 4, Frankfurt a.M./ New York 1987, S. 165-202

Gorschlüter, Petra: (Krankenhaus)
Das Krankenhaus der Zukunft: integriertes Qualitätsmanagement zur Verbesserung von Effektivität und Effizienz, Stuttgart 1999

Gündling, Christian: (Kundenorientierung)
Maximale Kundenorientierung: Instrumente, individuelle Problemlösungen, Erfolgsstories, Stuttgart 1996

Hansen, Ursula/ Schoenheit, Ingo (Hrsg.): (Verbraucherzufriedenheit)
Verbraucherzufriedenheit und Beschwerdeverhalten, Schwerpunktreihe „Marketing und Verbraucherarbeit", Bd. 4, Frankfurt a.M./ New York 1987

Hinterhuber, Hans H./ Matzler, Kurt: (Unternehmensführung)
Kundenorientierte Unternehmensführung – Kundenorientierung, Kundenzufriedenheit, Kundenbindung, 2. Auflage, Wiesbaden 2000

o.V.: (BfA-Information)
BfA-Information: Fremdwort Rehabilitation: 100 Begriffe verständlich gemacht, 11. Auflage, Berlin 1999

Schöber, Peter: (Gestaltung)
Organisatorische Gestaltung von Beschwerdemanagement-Systemen, in: Markt und Konsument, Bd. 4, Frankfurt am Main 1997

Simon, Hermann/ Homburg, Christian: (Kundenzufriedenheit)
Kundenzufriedenheit: Konzepte-Methoden-Erfahrungen,   2. Auflage, Wiesbaden 1997

Stauss, Bernd: (Erkenntnisse)
Erkenntnisse über das Beschwerdemanagement, o.O., 2000, S. 2.44.01f.

Stauss, Bernd/ Seidel, Wolfgang: (Beschwerdemanagement)
Beschwerdemanagement: Fehler vermeiden – Leistung verbessern – Kunden binden, München 1996

Thill, Klaus-Dieter. (Kundenorientierung)
Kundenorientierung und Dienstleistungsmarketing für Krankenhäuser: theoretische Grundlagen und praktische Fallbeispiele, Stuttgart 1999

Tinnefeldt, Gerhardt: (Umgang)
Der Umgang mit Beschwerden, Veranstaltung im Rahmen der Mitgliederversammlung der Arbeitsgemeinschaft „Evangelische Altenhilfe in Sachsen", Diakonisches Werk der Ev.-luth. Landeskirche Sachsens e.V, Skriptum, o.S., o.J.

Wegmann, Christoph: (Beschwerdemanagement)
Internationales Beschwerdemanagement, Wiesbaden 2001

Wohlrab, Elke: (Beschwerdemanagement)
Beschwerdemanagement einer Rehabilitationsklinik – allgemeine Betrachtung einer notwendigen Managementaufgabe in der Klinik am Brunnenberg, Bad Elster, Projektarbeit 2001

Wohlrab, Elke: (Bestandteil)
Umfassendes Beschwerdemanagement als Bestandteil DIN EN ISO 9001:2000 basiertem Qualitätsmanagement in der Klinik am Brunnenberg Bad Elster: Anforderungen, Konzeption und Einführungsstrategie, Diplomarbeit der Berufsakademie Plauen, Plauen 2002

b.   Internet-Recherchen

Diakonie Korrespondenz 03/2001: (Beschwerdemanagement)
Beschwerdemanagement in der Diakonie, in:
www.diakonie.de/publikationen, 2001, S.1f.

Autor

Rolf Eibe HINRICHS,
geb. 1961 in Oldenburg i.O., Studium der Betriebswirtschaftslehre an der Westfälischen Wilhelms-Universität Münster/ W. und Wirtschaftsuniversität Wien (Magister rer. soc. oec. (Diplom-Kaufmann)); Studium der Politikwissenschaft (Nebenfächer: Neuere Geschichte, Kommunikationswissenschaft, Philosophie) an der Universität Wien (Mag. phil. (Diplom-Politologe)); Studien zum Krankenhausbetriebswirt (VKD) (Ingolstadt/ Osnabrück) und Master of Business Administration (HCM) (Deggendorf); Promotion zum „Doktor der Sozial- und Wirtschaftswissenschaften" (Dr. rer. soc. oec.) an der Wirtschaftsuniversität Wien; diverse Führungspositionen im deutschen und internationalen Gesundheitswesen (u.a. Kasachstan); seit 2007 verschiedene Lehr- und Forschungstätigkeiten; zzt. Hauptberuflicher Dozent an der Staatlichen Studienakademie Plauen (Sachsen) und Interimsmanager /Senior Consultant für unterschiedliche Gesundheitseinrichtungen; diverse Veröffentlichungen im Bereich des Gesundheitswesens, des Liberalismus' und des Personalmanagements.